Ordene este libro en:

PRITCHETT & HULL ASSOCIATES, INC.
3440 OAKCLIFF RD NE STE 126
ATLANTA GA 30340-3006

Escríbanos pidiendo nuestro catálogo
con las descripciones y precios de
otros productos.

Traducción por;

Daniel G. Saavedra, Linguist
Certified in Translation from Georgia
State University
Accredited by the American
Translators Association

Publicado y distribuido por:
Pritchett & Hull Associates, Inc.

Impreso en EE.UU.

**Este libro está diseñado para
ayudarle a usted a tener
más información y no debe
reemplazar las recomendaciones
o el tratamiento que recibe de su
profesional de cuidados de la salud.**

pulmones

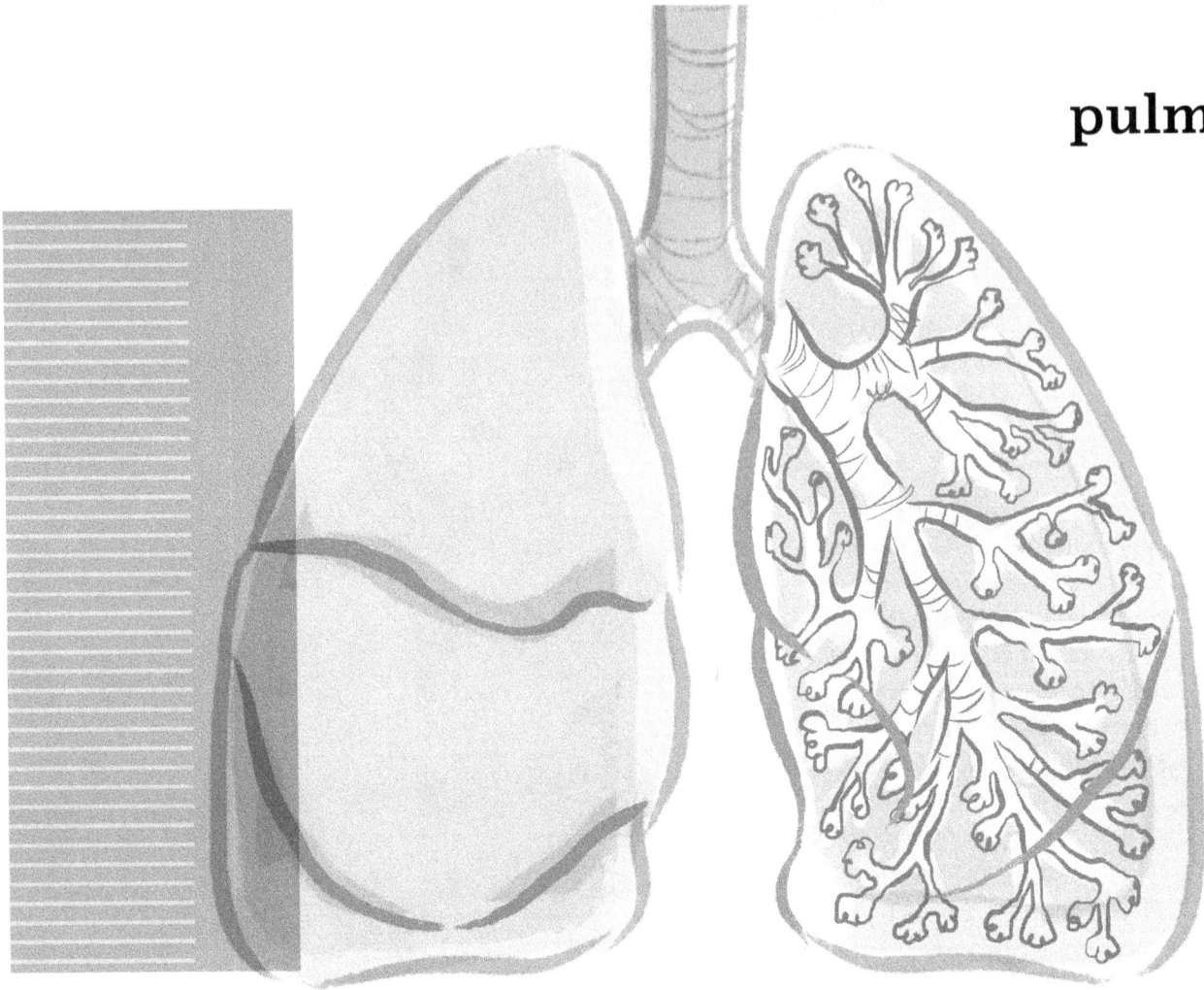

La neumonía (o pulmonía) es una infección de los pulmones causada frecuentemente por una bacteria o virus que puede afectar a cualquier persona, ya sea a los bebés, a los adolescentes y a los adultos de todas las edades.

Puede ser aguda o leve y hasta puede poner en peligro la vida. Aproximadamente 4 millones de estadounidenses contraen la neumonía todos los años. De estos, cerca del 15% son ingresados en un hospital y unas 60,000 personas fallecen a consecuencia de esta enfermedad. La mayoría de las personas que contraen la neumonía se recuperan sin mayores consecuencias.

Este libro está diseñado para ayudarle a usted a tener más información sobre la neumonía. Le explica cómo la contrajo y cómo se diagnostica. Le ofrece un plan de tratamiento para ayudarle en su recuperación. También le ofrece consejos para prevenir la neumonía y otras infecciones que pueden llevarle a contraer esta enfermedad.

Cómo contraje la neumonía

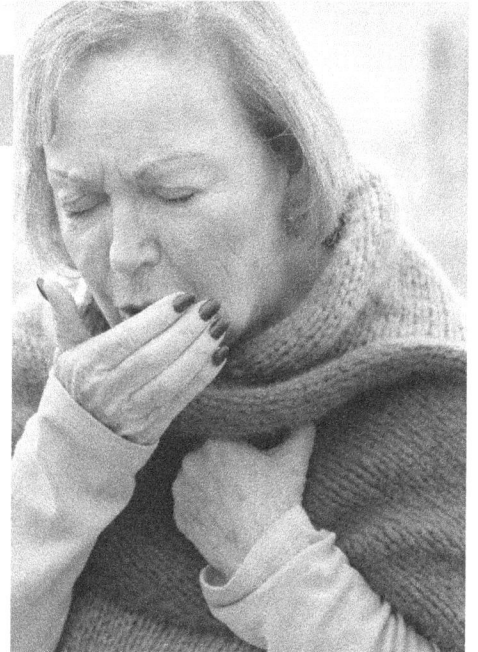

Una persona puede contraer la neumonía cuando tiene contacto directo con alguien que ya la tiene. También puede contraerla cuando un virus o bacteria entra en su cuerpo por la nariz, la boca o los ojos, tal como sucede cuando se contrae un resfriado o la gripa.

Aunque la neumonía puede afectar a cualquiera, algunas personas están más predispuestas a contraerla que otras. Entre los factores de riesgo se pueden contar los siguientes:

- **Otras enfermedades,** como el VIH / SIDA o las enfermedades crónicas de los pulmones o del corazón y los **tratamientos del cáncer,** como la quimioterapia. Algunas de las anteriores pueden debilitar su sistema inmunológico y disminuir su resistencia para combatir esta enfermedad.

- **Fumar o tomar bebidas alcohólicas** en exceso.

- **Una estadía en la Unidad de Cuidados Intensivos (UCI).** La respiración por medio de tubos puede impedir que su sistema respiratorio use sus medios naturales de protección como la tos.

- **Los productos químicos o contaminantes** requeridos en ciertos tipos de trabajo, como la construcción o en los cultivos (agricultura).

- **Ciertos tipos de hongos** que crecen en algunas áreas del país.

- **La edad.** Las personas de más edad presentan más probabilidades de contraer la neumonía que las personas más jóvenes.

- **El reflejo nauseoso anormal,** el cual puede llevar a que se introduzcan sustancias extrañas en sus pulmones, como los alimentos.

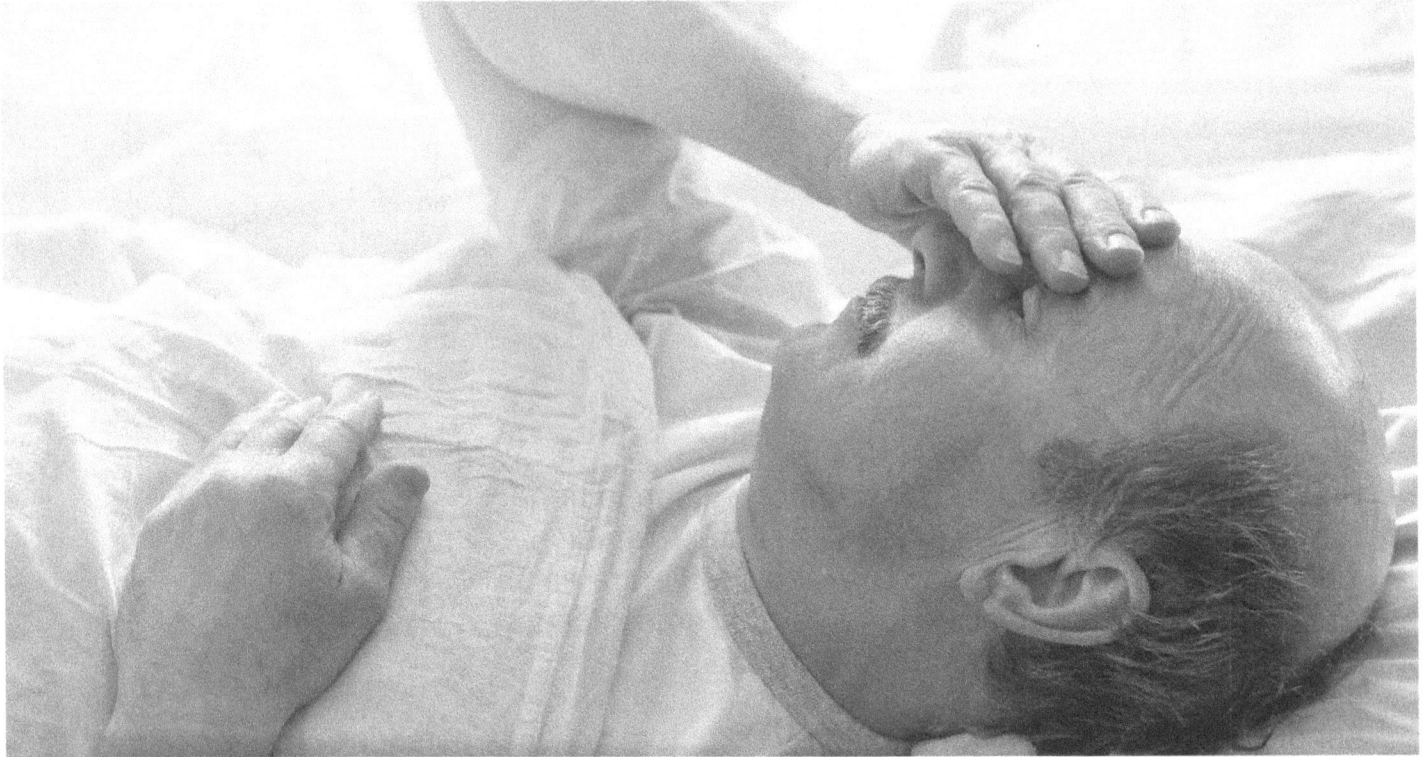

A medida que sus pulmones combaten la infección, se inflaman y los diminutos sacos de aire en sus pulmones se llenan de mucosa espesa (flema). Esta mucosa espesa impide que sus pulmones funcionen. La mayoría de signos y síntomas de la neumonía se presentan debido a la presencia de esta mucosa.

Signos y síntomas

- dolor en el pecho cuando aspira el aire o al toser

- fiebre y escalofríos

- tos

- sentirse cansado y débil

- sonidos estrepitosos en sus pulmones

- mucosa (ensangrentada, amarilla oscura o de color marrón)

- dificultad para respirar

- respiración rápida

- piel, labios o uñas de color azulado

Diagnóstico

Su proveedor de cuidados de la salud le diagnostica la neumonía. Es posible que él o ella haga lo siguiente:

- **Le haga preguntas sobre su historia médica,** incluso sobre cualquier infección reciente, viajes y algunos hábitos en su estilo de vida (como tomar bebidas alcohólicas o consumir drogas)

- **Le haga un examen físico,** incluso ausculte su pecho con un estetoscopio para escuchar que tan despejados están sus pulmones

- **Le ordene exámenes de laboratorio,** por ejemplo, le pida muestras de orina, sangre y mucosa

- **Le saque una radiografía del tórax**

Con estos pasos, su proveedor de cuidados de la salud podrá determinar si tiene neumonía y qué tipo. Luego él o ella decidirá cuál es la mejor manera de tratarla.

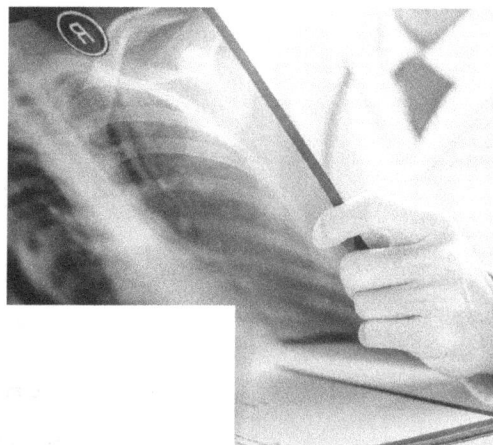

¿Por qué el hospital?

Se consideran varias cosas para decidir si usted necesita estar hospitalizado para recibir el tratamiento adecuado:

- qué tan infectados están sus pulmones

- si tiene otros problemas médicos, como enfermedades del corazón o de los riñones

- si puede tomar líquidos por la boca

- si necesita antibióticos por vía intravenosa (IV)

- si usted cuenta con un miembro de la familia que le provea cuidados

- si usted puede contar con cuidados de la salud en el hogar

- su edad

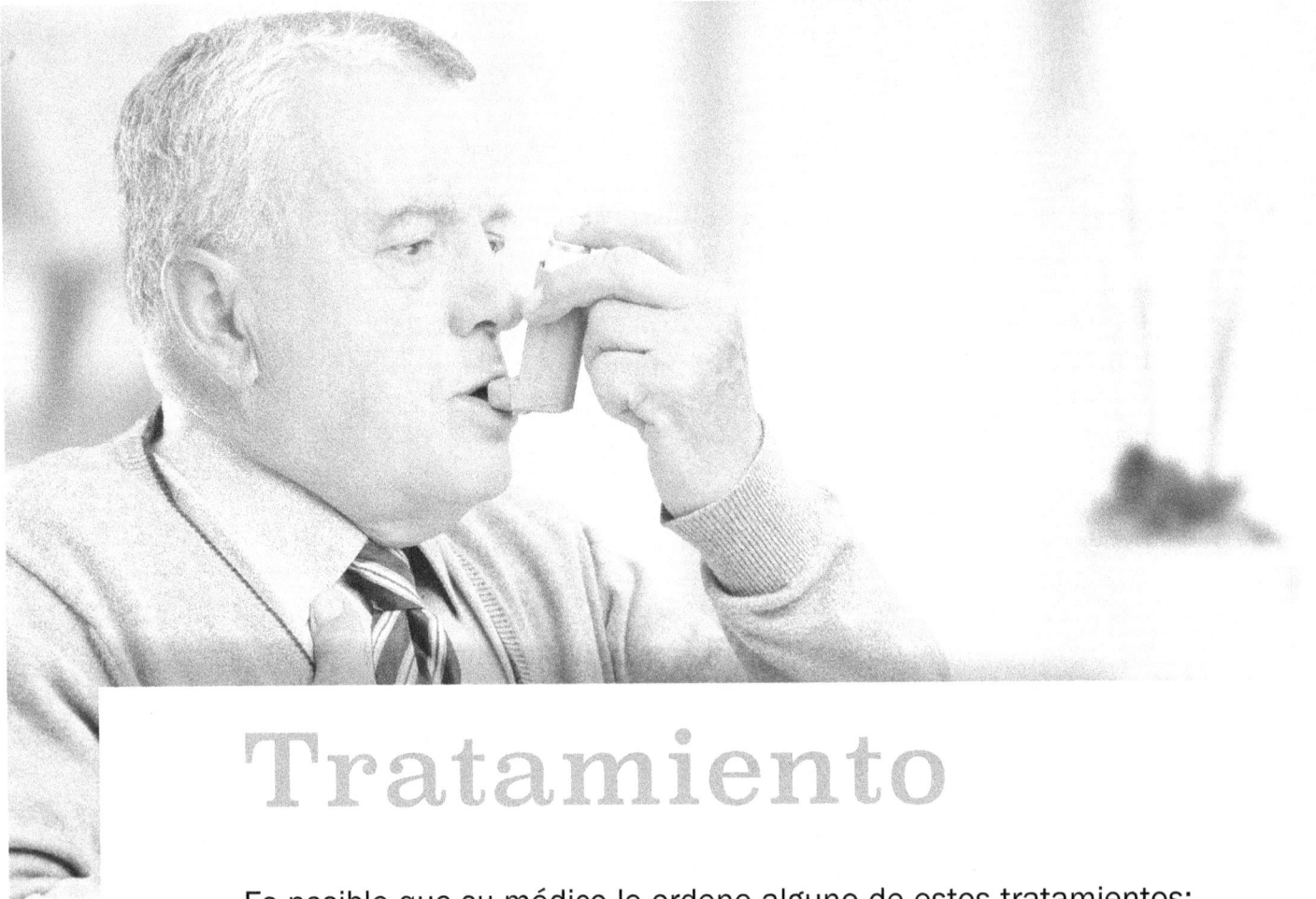

Tratamiento

Es posible que su médico le ordene alguno de estos tratamientos:

- medicamentos (antibióticos, medicamentos para la tos y el dolor y drogas que reduzcan la fiebre)

- terapia respiratoria (medicamentos inhalados, ejercicios de respiración y para la tos)

- terapia de oxígeno

- actividades ligeras (que requieren poco esfuerzo)

- aumentar la ingestión de líquidos

- buena nutrición

Ya sea que usted se encuentre en casa o en el hospital, su recuperación será más rápida y más completa si sigue su plan de tratamiento tal como se lo ordena su médico (véase la página 16).

Asista a sus citas de seguimiento.

Medicamentos

Antibióticos

Muchas personas con neumonía necesitan tomar medicamentos (antibióticos) para combatir las bacterias. Algunos pueden tomarse como pastillas, pero otros se aplican por vía intravenosa (IV), es decir por medio de una pequeña aguja en una vena.

Los antibióticos deben ser muy fuertes para poder tratar la neumonía. Es posible que se presenten algunos **efectos secundarios:**

Si usted es alérgico a algún medicamento, dígaselo al médico o enfermera.

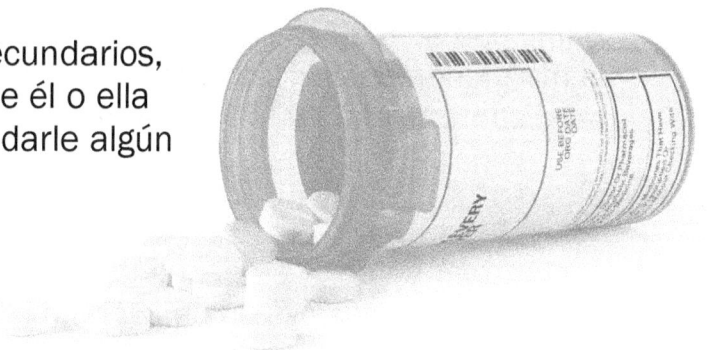

- estómago irritado

- boca o lengua adolorida

- diarrea

- dolor, picazón y ardor cuando usted va al baño

- picazón, ardor e irritación en la vagina o alrededor de la misma

- descargas vaginales blancas y espesas

Si siente alguno de estos efectos secundarios, hable con su médico. Puede ser que él o ella necesite cambiar sus antibióticos o darle algún otro medicamento.

ADVERTENCIA:
Tome todos sus medicamentos, aunque usted se sienta mejor. Esto puede ayudar a evitar una recaída (volver a enfermarse otra vez). Si sufre una recaída, es posible que usted se sienta mucho más enfermo de lo que se sentía cuando se enfermó la primera vez.

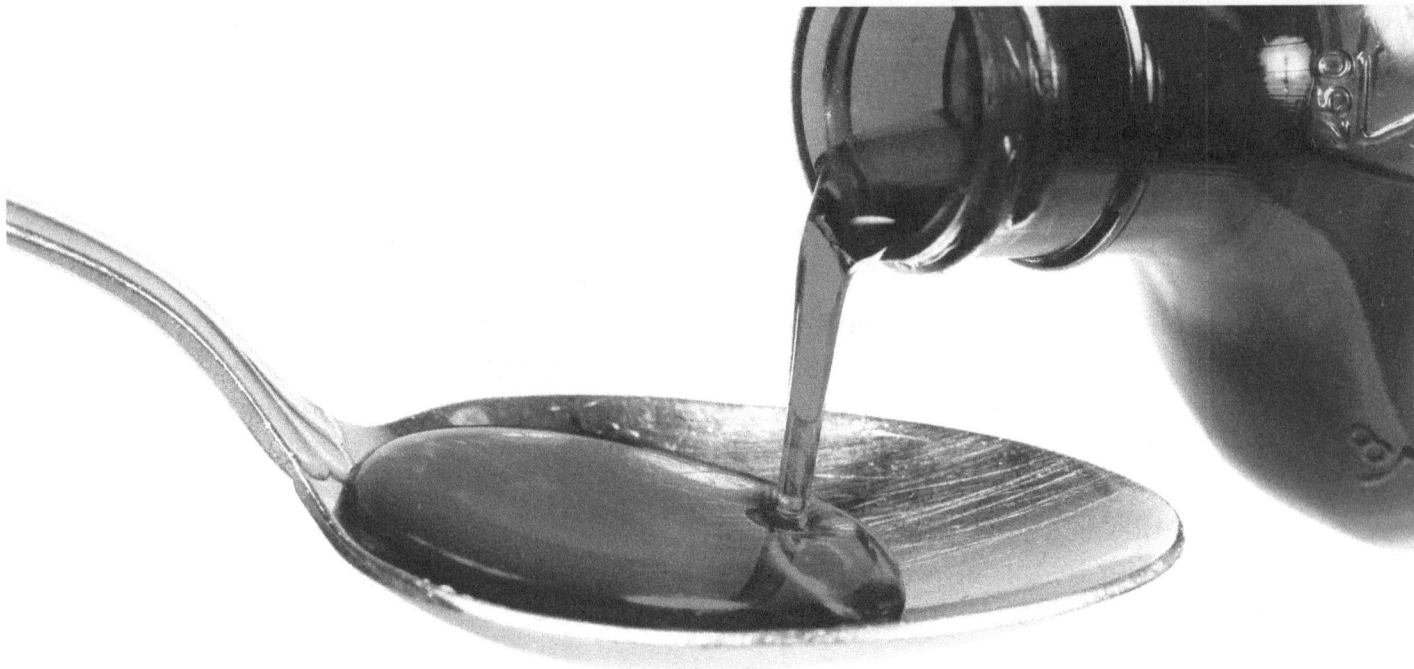

Meicamentos para la tos

La tos ayuda a sus pulmones a expulsar la mucosa. Su infección puede propagarse o empeorar si usted no expulsa la mucosa.

Cuando usted tiene una tos húmeda con abundante mucosa espesa, es posible que su médico le recete un **remedio para la tos con propiedades expectorantes.** Esto ayudará a aflojar la mucosa y facilitará su expulsión al toser. Sin embargo, este tipo de medicamento **no** suprime la tos.

Hable con su médico si se presentan períodos largos de tos seca que lo mantienen despierto por las noches. Puede ser que le recete un **medicamento que suprima la tos** para ayudarle a toser menos.

Contol del dolor y de la fiebre

Al controlar su dolor en el pecho, usted podrá respirar más profundo y hacer llegar más oxígeno a los pulmones. Usted también podrá toser más y, de esa manera, expulsar la mucosa de sus pulmones. Es posible que su médico le ordene un medicamento para el dolor o le diga que tome medicamentos de venta sin receta médica para aliviar el dolor como aspirina, acetaminofén (Tylenol®, etc.) o ibuprofeno (Advil®, Motrín®, etc.), los cuales también pueden ayudar a controlar la fiebre y los escalofríos.

No se deben tomar medicamentos de venta sin receta médica para la tos sin consultar primero a su médico.

Terapia respiratoria

Medicamentos inhalados

Es posible que usted necesite medicamentos (broncodilatadores) para ayudarle a abrir las vías respiratorias y disminuir la inflamación de sus pulmones. Estos medicamentos pueden consistir de un **nebulizador** o de un **inhalador.** Estos dispositivos crean una neblina fina de medicamento en estado líquido o en polvo que al inhalarla pasa directamente a los pulmones.

Un **nebulizador** es una máquina pequeña que se conecta a un tomacorriente. Usted puede usar una máscara o una boquilla con el aparato para inhalar el medicamento. Si se encuentra en casa cuando comienza a usar este aparato, el consultorio de su médico podría hacer arreglos para que una compañía de equipos médicos se lo lleve a su casa y le muestre cómo usarlo. (Siga las direcciones de limpieza al pie de la letra de manera que usted no se vea afectado nuevamente por otra infección.)

nebulizador

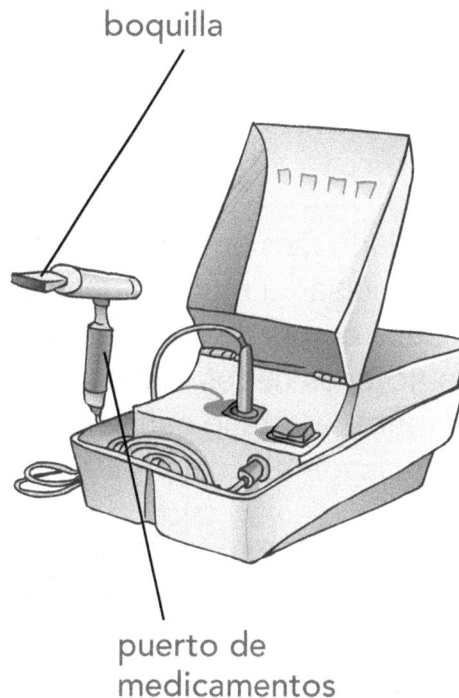

boquilla

puerto de medicamentos

inhalador

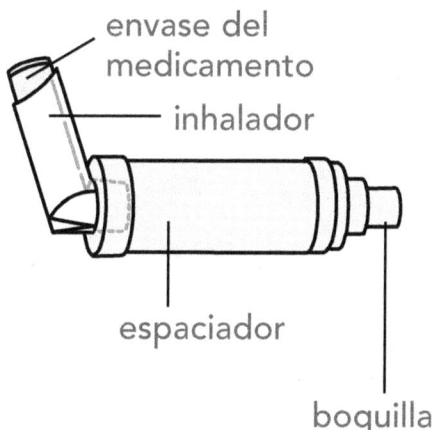

envase del medicamento

inhalador

espaciador

boquilla

Un **inhalador** es un dispositivo de mano que le permite a usted inhalar la dosis correcta del medicamento. Es posible que su médico le pida que use un **espaciador** (cámara espaciadora) con el inhalador, el cual le permite recibir cada vez la cantidad exacta de medicamento. Su médico le ordenará el medicamento, el inhalador y el espaciador. Pida al farmaceuta que le muestre cómo usarlos. (En caso de que usted se encuentre en el hospital cuando obtenga el inhalador, pídale a una enfermera o al terapeuta que le muestre cómo usarlo.)

Espirómetro de incentivo

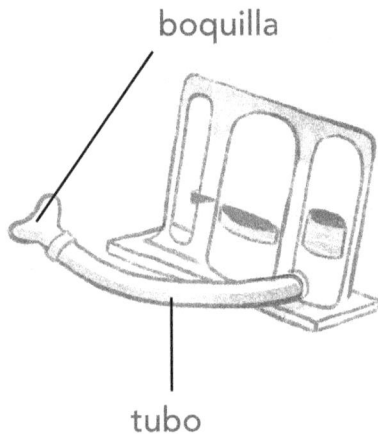

boquilla

tubo

Espirómetro de incentivo

La respiración profunda y la tos ayudan a sus pulmones a funcionar mejor. Es posible que su médico le ordene un **espirómetro de incentivo,** el cual es un dispositivo pequeño que le ayuda a usted a respirar profundamente. Si se usa correctamente, puede ayudarle a despejar la acumulación de líquidos en sus pulmones.

Tos controlada

La tos controlada (sesiones planeadas de tos) puede ayudarle a expulsar la mucosa de sus pulmones. Programe estas sesiones cortas de tos cuando usted esté descansado y no tenga accesos de tos. Estas sesiones son muy útiles cuando la mucosa está lo suficientemente diluida como para ser expulsada al toser.

Cuando expulse la mucosa al toser, escúpala en un pañuelo de papel (tissue) y verifique el color. Es posible que más adelante su médico o enfermera le pregunte por el color y la densidad. A medida que usted sana, la mucosa estará más diluida y recuperará el color blanco o transparente.

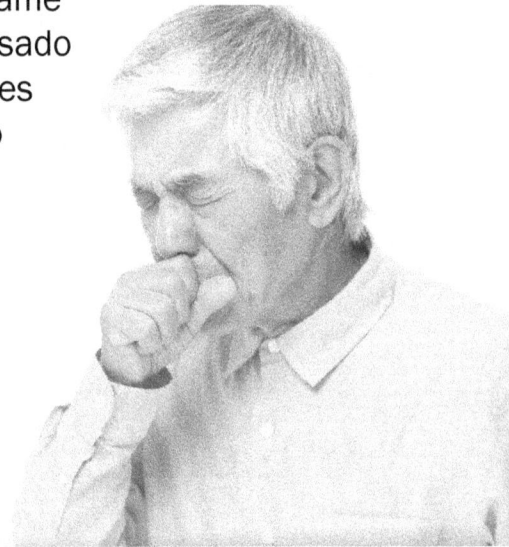

La mucosa que usted expulsa al toser está contaminada de bacterias. Use pañuelos de papel (tissue) para atraparla y descartarla. Mantenga un cesto de basura junto a su cama donde arrojarlos. **Lávese las manos** después de arrojar los pañuelos de papel.

Cómo realizar la tos controlada

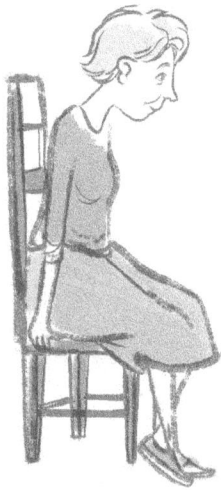

1. Siéntese derecho e incline ligeramente la cabeza.

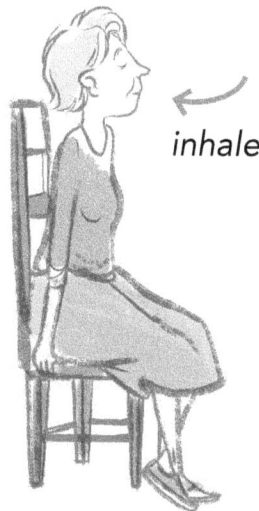

inhale

2. Respire lenta y profundamente por la nariz y retenga la respiración por 2 segundos.

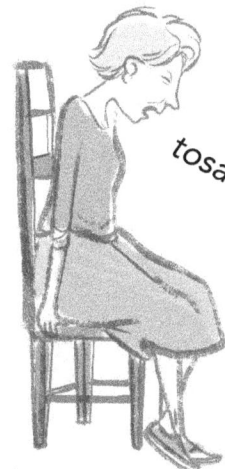

tosa

3. Tosa una vez (para aflojar la mucosa). Tosa una segunda vez (para mover la mucosa hacia fuera). Trate de no inhalar entre la primera y la segunda vez que tose. Si debe hacerlo, inhale **muy lentamente** y de manera **no muy profunda,** de manera que al respirar usted no empuje la mucosa otra vez de regreso a sus pulmones.

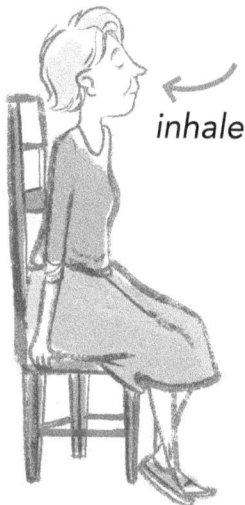

inhale

4. Espere unos segundos. Inhale lentamente. (Si inhala profundamente puede ser que usted empuje la mucosa hacia dentro de sus pulmones y tenga que toser de nuevo.)

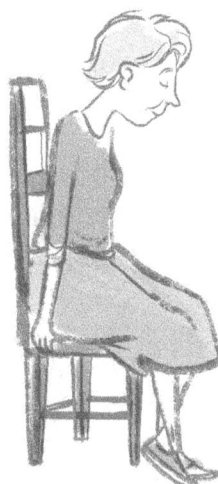

5. Relájese.

6. Repita estos pasos si necesita toser más.

Realice la tos controlada con pequeñas toses cortas. Evite las grandes explosiones de aire.

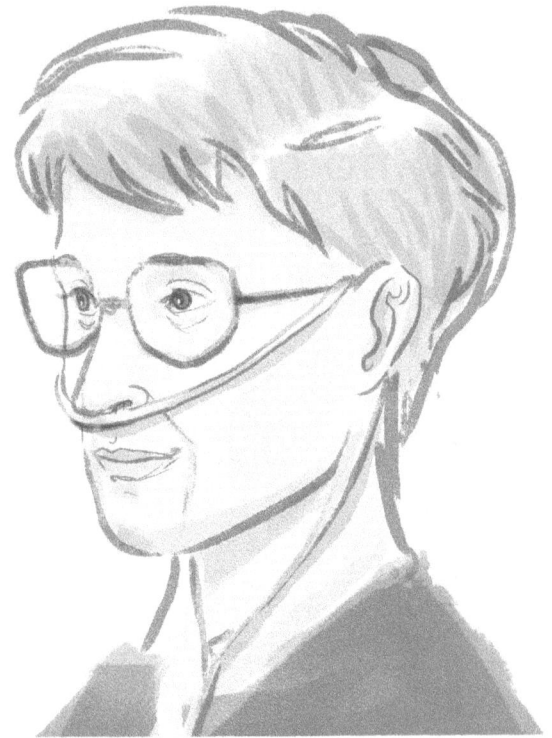

Terapia de oxígeno

Es posible que usted necesite más oxígeno en el aire que respira para que sus pulmones puedan transferir más oxígeno a la sangre.

Hay dos maneras de hacerle llegar más oxígeno a la sangre:

- **cánula nasal** – es un tubo de plástico con dos extensiones que se introducen en la nariz

- **máscara de oxígeno** – se coloca sobre la boca y la nariz (con esto le llega más oxígeno que con la cánula, si se necesita)

El oxígeno extra se irá disminuyendo poco a poco a medida que usted se recupere de la enfermedad y el nivel de oxígeno de su cuerpo vuelva a la normalidad.

Tome las cosas con calma

Es muy probable que usted no se sienta con mucha energía mientras está enfermo. Esto puede resultarle muy frustrante. Pero usted debe tomar las cosas con calma. Su cuerpo está combatiendo una infección y también está funcionando con menos oxígeno de lo normal.

Descanse en su cama o en una silla. Trate de incorporarse a sus actividades normales un poco más cada día, pero **no exagere.** Puede suceder que usted no recupere la totalidad de sus energías hasta seis semanas después de haber desaparecido la infección.

Tomar líquidos

Cuando usted tiene neumonía, su cuerpo necesita abundantes líquidos para controlar la fiebre y producir la mucosa en sus pulmones. A menos que tome precauciones especiales, usted puede **deshidratarse** (no tener suficiente agua en su cuerpo) y necesitar líquidos por vía intravenosa (IV). Tome al menos 8 vasos de 8 onzas de líquido todos los días, a menos que su médico le diga lo contrario. Esto le ayudará a diluir la mucosa y hará más fácil arrojarla al toser. Es posible que la leche haga más densa la mucosa al cubrir la parte de atrás de su garganta. Evite también la cafeína debido a que tiende a aumentar la dificultad para respirar.

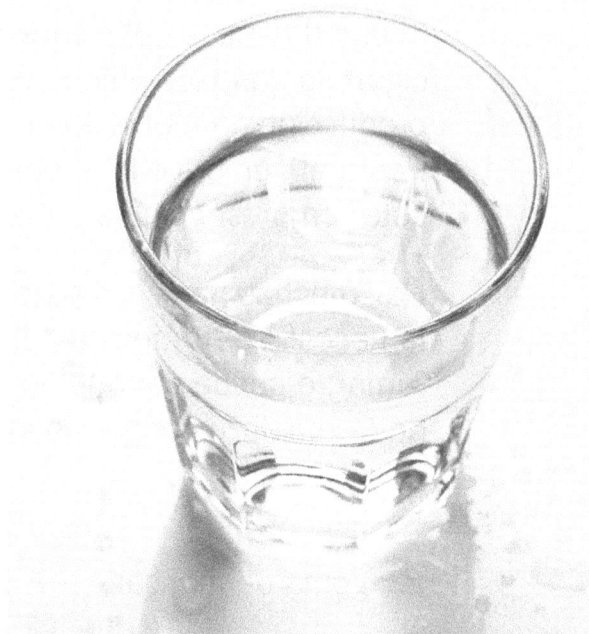

La nutrición

La neumonía puede hacer que usted se sienta cansado para comer. Pero consumir tantas calorías como pueda en las comidas y/o en los líquidos que ingiere puede resultarle útil en el proceso de recuperación.

A menos de que su médico le diga que no consuma ciertos alimentos, usted puede escoger las comidas que más le gusten o disfrute. Programe un período de descanso antes de comenzar a comer. Si su garganta está adolorida, puede ser que tomar líquidos calientes le ayude a calmar la molestia y a pasar los alimentos. Consuma alimentos en pequeñas cantidades y a intervalos frecuentes (6 veces o más) que contengan muchas calorías. Comer en exceso puede hacerle más difícil la respiración.

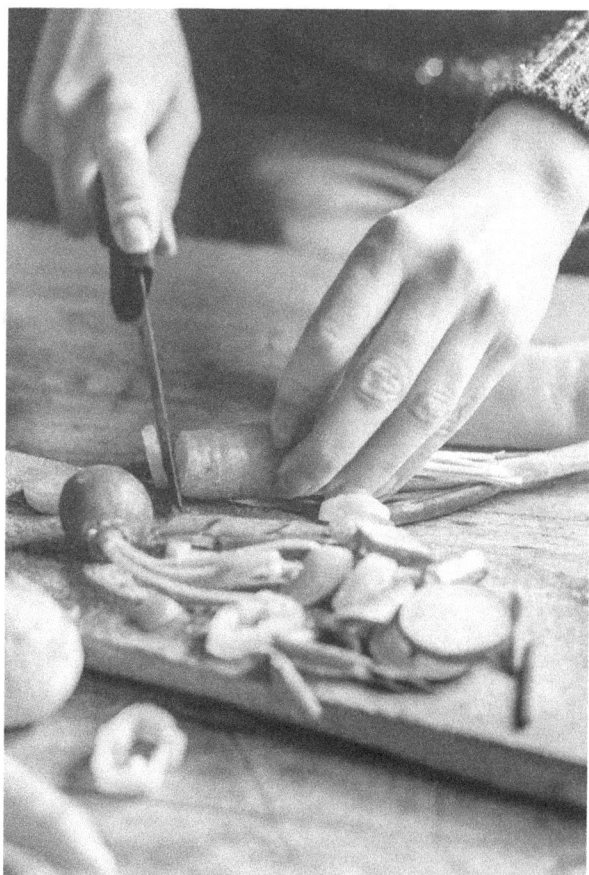

!No fume!

Si usted fuma, **es el momento de dejar de fumar.** El humo del cigarrillo daña los pulmones y las vías respiratorias, lo que aumenta la producción de mucosa y disminuye las defensas contra las infecciones. Hasta el humo ajeno puede afectar sus pulmones, de manera que evite estar en presencia de otras personas cuando estén fumando.

Hay muchas opciones para ayudarle a dejar de fumar. Pida ayuda si la necesita. Su médico puede remitirlo a un programa para dejar de fumar, o puede ser que usted desee recurrir a alguna de las Terapias de Reemplazo de la Nicotina (TRN), como por ejemplo:

- parches cutáneos
- goma de mascar
- inhaladores
- aerosoles nasales
- caramelos medicados
- pastillas

Hable con su médico sobre los anteriores.

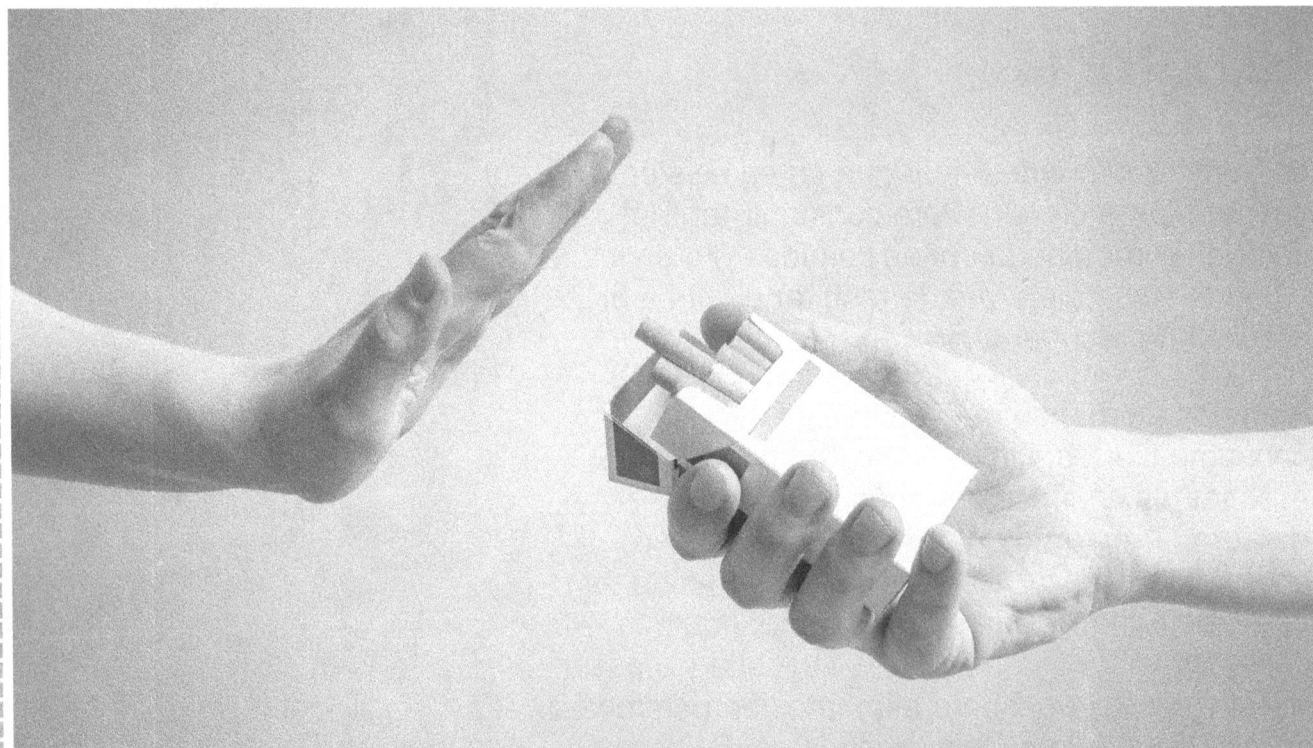

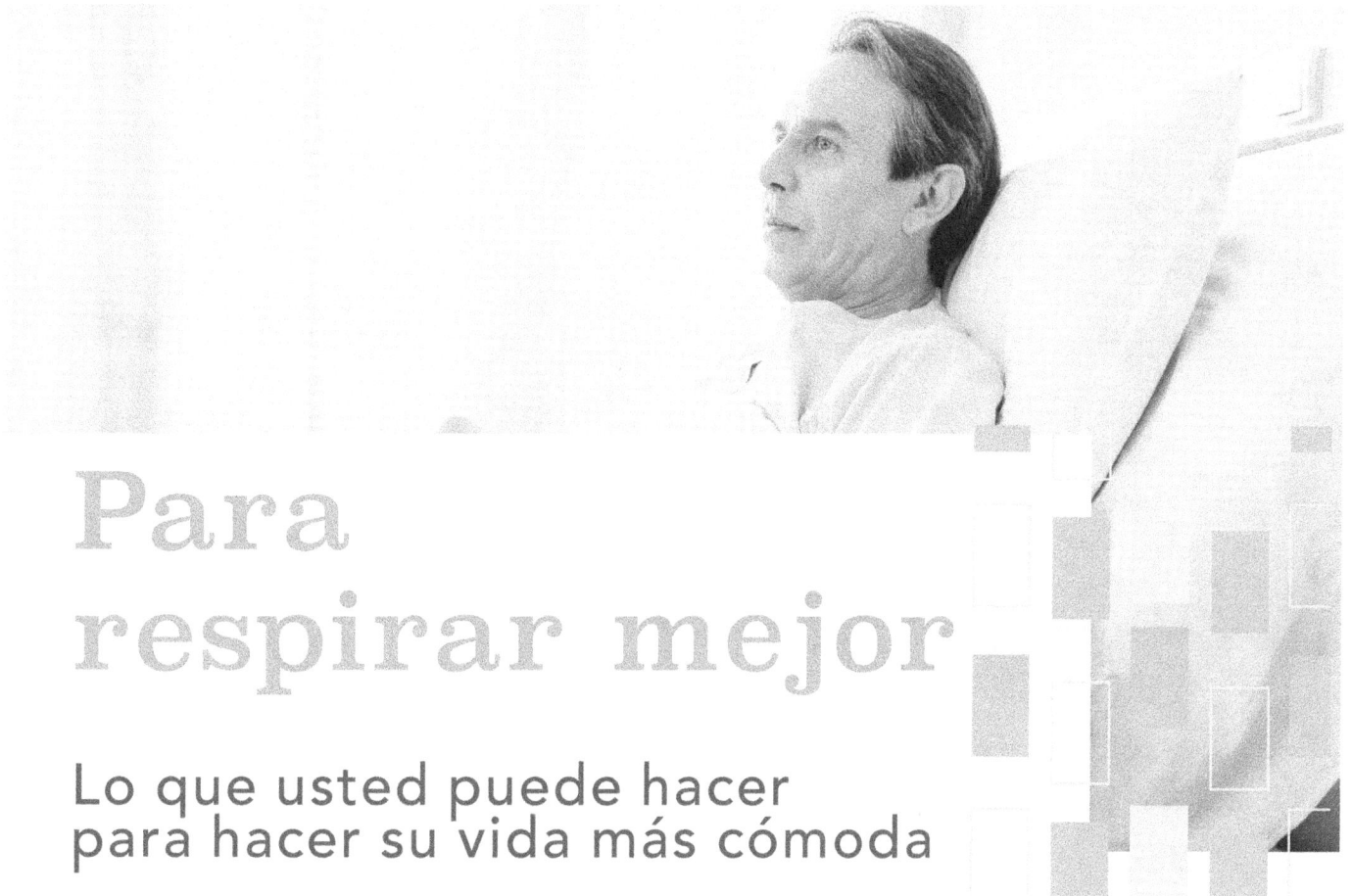

Para respirar mejor

Lo que usted puede hacer para hacer su vida más cómoda

Cuando una persona padece de neumonía, **es importante que esté tan cómoda como sea posible.** Esto le ayudará a respirar mejor y a obtener más oxígeno. Con más oxígeno, todas las células de su cuerpo funcionan mejor. No solamente usted se sentirá mejor en general, sino que también sanará mejor y más rápido.

Para hacer su vida más cómoda y mejorar la respiración, haga lo siguiente:

- **Controle el dolor.** Si su médico le ha recetado medicamentos para el dolor, tómelos según las indicaciones. No espere a que el dolor sea agudo para tomar una dosis. Si su medicamento no le ayuda a controlar el dolor, hable con su médico o enfermera.

- **Siéntese derecho o recuéstese en almohadas.** Esto le ayuda a sus pulmones a expandirse y a tomar más aire.

- **Cuando esté sentado o recostado, asegúrese de que todas las partes de su cuerpo estén apoyadas** de manera que usted se pueda relajar por completo. Use almohadas para apoyar la cabeza, espalda y piernas.

- **No mantenga el cuarto muy caliente.**
  Es más fácil respirar cuando el aire está más frío.

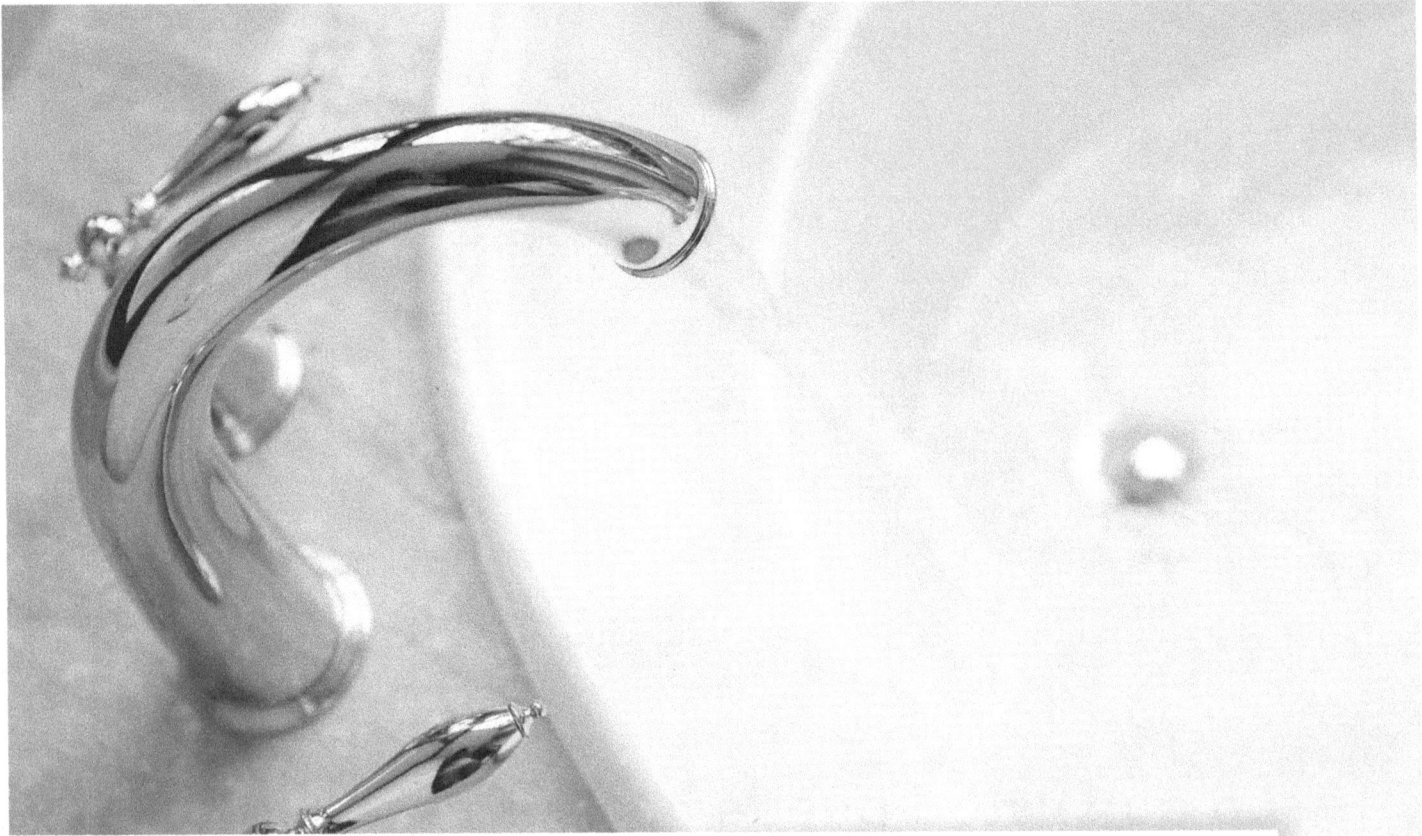

- **Haga cosas que le ayuden a relajarse.** Dese un baño caliente (si su médico se lo permite), escuche música suave, etc. Piense en otras cosas que le ayuden a relajarse.

- **Mantenga los objetos que usa con más frecuencia a la mano.** Esto le ayudará a no esforzarse para alcanzarlos o tener que caminar mucho.

En camino a la recuperación

Poco a poco volverá a recuperar sus fuerzas y volverá a tener apetito, y su tos también desaparecerá. Pero, si usted tiene **escalofríos** y **fiebre** o su **mucosa se vuelve espesa y oscura, llame a su médico inmediatamente.**

Pueden pasar hasta seis semanas antes de que su cuerpo vuelva a recuperar todas sus fuerzas, de manera que tome las cosas con calma por un tiempo. Hable con su médico sobre la fecha en que usted puede volver a trabajar.

Su plan de tratamiento

Pida ayuda a su médico o enfermera para llenar el cuadro que aparece a continuación:

Tratamiento	¿Qué hacer?	¿Qué dosis?	¿Con qué frecuencia?
Medicamentos			
medicamento para la tos			
antibióticos			
medicamento para el dolor			
Terapia de oxígeno			
cánula nasal			
máscara			
Terapia respiratoria			
espirómetro de incentivo			
nebulizador			
inhalador			
Régimen alimenticio			
Actividades			
Otro			

Conserve la salud

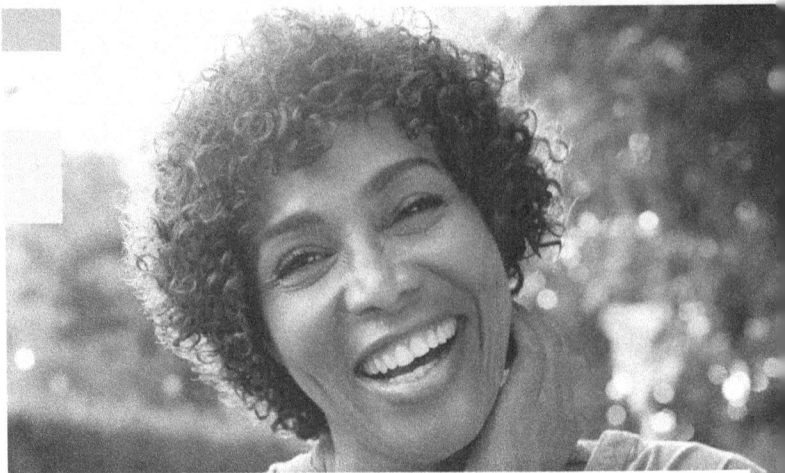

Una vez que ha tenido neumonía, es muy probable que usted vuelva a tenerla otra vez. Contraer la gripa, un resfriado común, bronquitis u otras infecciones virales de las vías respiratorias incrementan sus probabilidades de contraer neumonía. A continuación se dan algunos consejos que pueden ayudarle a evitar la neumonía y otras infecciones que pueden llevarle a contraer esta enfermedad.

- Hágase vacunar contra la gripa todos los años al llegar el otoño.

- Pregunte a su médico si debe hacerse aplicar la vacuna contra la neumonía.

- Lávese las manos para mantener alejados los gérmenes de otras personas.

- Evite las multitudes (numerosas personas con numerosos gérmenes).

- Manténgase alejado de personas que estén enfermas.

- ¡No fume! Y evite el aire contaminado como las emisiones del tubo de escape de los carros y los lugares donde se encuentren personas fumando.

- Si debe salir al aire libre cuando las temperaturas están bajas, use una bufanda o mascara para cubrirse la nariz y la boca. Esto permitirá que el aire se caliente antes de llegar a sus pulmones.

- Coma abundantes frutas y verduras para mantener el sistema de defensa de su cuerpo.

- Busque tratamiento si padece de reflujo (también conocido como reflujo gastroesofágico o RGE) y adelgace si necesita hacerlo.

- Tome abundantes líquidos (ocho vasos de 8 onzas al día), si su médico se lo permite.

- Evite el agotamiento. Conozca su cuerpo y descanse cuando necesite hacerlo.

Notas

_____

_____

_____

_____

_____

_____

_____

_____

_____

_____

_____

_____

_____

_____

_____

_____

_____

_____

_____

_____

Notas

_____

_____

_____

_____

_____

_____

_____

_____

_____

_____

_____

_____

_____

_____

_____

_____

_____

Notas

Notas

Notas

Notas

www.ingramcontent.com/pod-product-compliance
Lightning Source LLC
Chambersburg PA
CBHW081652270326
41933CB00018B/3450